LA GOUTTE CURABLE,

PAR

LE REMEDE TURC,

ET LES EXPERIENCES qui en ont esté faites depuis plusieurs années,

Par le Sieur de BISANCE, *Turc de nation.*

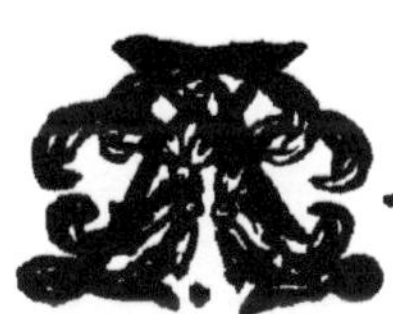

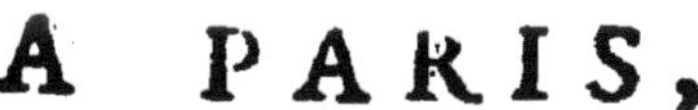

A PARIS,

Chez AMABLE AUROY, sur le Quay des Augustins, du costé du Pont S. Michel, à l'Image S. Jerôme.

M. DCC. III.

AVEC PRIVILEGE DU ROY.

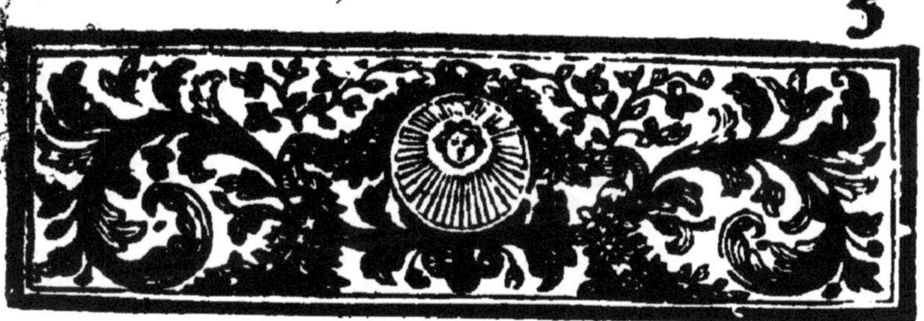

LA GOUTTE CURABLE PAR LE REMEDE TURC.

A Son Altesse Serenissime.

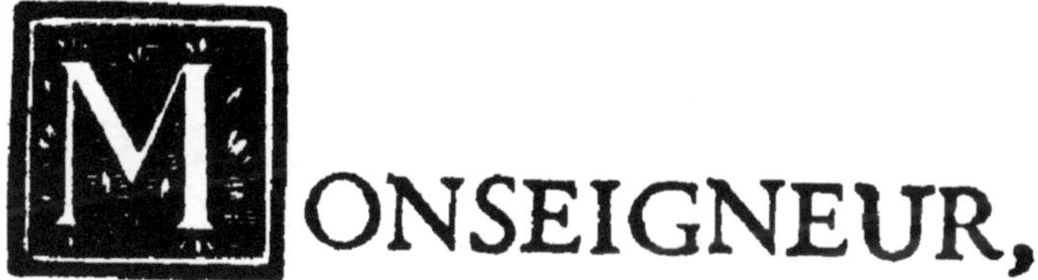

MONSEIGNEUR,

L'on a crû jusqu'ici que la Goutte estoit un mal

incurable, fondé ſur ce que les Facultez de Medecine n'ont trouvé aucun *Récipé* certain dans Hipocrate, Gallien & les Auteurs qui leur ont donné la connoiſſance des proprietez des Animaux, Vegetaux & Mineraux, ſoit que ces Anciens n'euſſent pas la vraye intelligence de ſa cauſe, ou qu'ils n'ayent pas voulu par jalouſie traiter de ce remede que par demonſtration ou par allegories, laiſſant à leurs ſurvivans dequoy s'exercer à découvrir ce beau ſecret dans la nature.

Ceux qui voudront raiſonner ſainement & ſans prévention, ſur ce que Dieu a créé, trouveront qu'il n'a rien fait d'inutile, & qu'en même temps ſa Sageſſe infinie a ſigillé & deſtiné toutes choſes à l'uſage des hommes en tous les differens climats où ils vivroient, pour les guerir de leurs maladies & infirmitez. Sur ce fondement (autoriſé par l'Ecriture même) pourquoy vouloir en excepter le mal de la Goutte ? Pourquoy nier qu'on la puiſſe guerir, lorſque c'eſt un fait qui reſulte d'une preuve infaillible, par un nombre conſiderable d'experiences & de pluſieurs années de gueriſon ? C'eſt un fait certain dans ſon raiſonnement & dans ſa demonſtration, puiſque la regle generale nous dit qu'en oſtant la cauſe il faut que l'effet ceſſe;

c'eſt ce qui arrive dans la cure de la Goutte par la tranſpiration, par application de ce remede exterieur ou topique, dont il ſera parlé ci-aprés.

Je n'ay nul deſſein d'attaquer le ſçavoir des Facultez ny du Public, ſi ce n'eſt qu'ils condamnent un fait dont la preuve eſt plus aſſurée que la prétenduë guériſon d'une fiévre ou autres infinies maladies qu'avec raiſon le plus ſçavant n'oſe affirmer qu'elle ne peut pas revenir dans peu, ſans un combat de ſa ſyndereſe avec ſon ſçavoir, ou s'il n'eſt prévenu d'entêtement de capacité.

Les raiſonnemens & les diſputes des Ecoles de Phyſique & de Medecine peuvent faſciner les eſprits; mais ils ne perſuaderont qu'aux aveugles qu'il ne fait pas jour en plein midi.

Peut-eſtre ſe trouvera-t-il des eſprits timides qui n'oſeront eſtre de ſentiment contraire aux Facultez en general & en particulier dans la crainte d'encourir leur indignation pour n'être pas uniformement aveuglez de leurs opinions, mais le ſentiment general de bon ſens (qui ſe rapporte aux experiences) les reprouvera avec les incredules, & ceux qui par eſprit de contradiction improuvent tout, & ſur tout les choſes nouvelles pour eux, ou qui paſſe leur capacité.

Je prens la liberté d'avertir VÔTRE ALTESSE SERENISSIME que quelques Medecins & Chirurgiens les moins ſçavans s'efforcent d'impoſer au Public ſur ce remede, ſans en avoir approfondi les effets, & ſans en ſçavoir la compoſition ; c'eſt ce qui m'a donné lieu d'en parler, & d'ajoûter que quand ils ont demandé la compoſition pour juger de ſon merite, c'eſt bien plûtoſt pour s'en ſervir que pour l'examiner, lorſqu'ils ont oüi parler de ce merite par des effets, puiſque leur capacité ne leur fournit rien de bon ſur ce ſujet. C'eſt une regle generale dont nous voyons la preuve dans tous les remedes qu'ils donnent pour les maladies ou bleſſures, que leurs remedes n'ont de valeur que par leurs effets, & plutoſt pour les effets preſens que pour les éloignez, ne ſe voulans jamais rendre garens ny des uns ny des autres.

Je ſçay, MONSEIGNEUR, ce que je meriterois d'avancer un fait faux à VÔTRE ALTESSE SERENISSIME, & de quelle énormité ſeroit le crime & l'audace de luy propoſer & de riſquer un effet ſur une perſonne de ſon Sang & de ſon rang, ſur l'envie de mettre ce remede en reputation par une épreuve ſur un PRINCE ſur qui toute l'Europe a les yeux ouverts pour admirer ſon merite & ſes vertus, & pour lui ſouhaiter de longues années dans une ſanté parfaite.

Avant que de prendre la liberté de lui offrir, je me ſuis attaché autant qu'il m'a eſté poſſible de connoiſtre les cauſes de la Goutte, ſes effets, & ſon progrés, & de juger par l'application de ſon remede s'il faiſoit l'effet que l'on doit ſouhaiter pour que la gueriſon en ſoit radicale & ſans crainte d'accidens pendant la cure & aprés, j'ay vû dans plus de vingt perſonnes qui en ſont gueries, que la gueriſon en eſt infaillible, & qu'elle n'eſt point ſuſpenduë pour laiſſer craindre un ſuccés douteux du bien ou du mal de cette gueriſon, parce que ceux qui ſont gueris depuis pluſieurs années ſe portent bien; je ne me ſuis pas contenté de voir ces vingt gueriſons à Dijon, j'en ay fait moy-même à Paris ſur toutes les inſtructions neceſſaires que m'a donné le

Sieur de Bisance, Turc de nation, qui est celuy à qui nous devons ce rare secret, & qui m'a mis entre les mains le remede pour en guerir plus de mille personnes des Gouttes chau- & froides.

Ce Turc en a gueri sans qu'elles soient revenuës il y a sept à huit ans à Dunkerque, Calais, Dijon & ailleurs, de tous âges, de toutes qualitez, sans en manquer une seule personne; il ne guerit pas la Goute noüée ou en craye, ou en pierre , parce qu'il eſt impoſſible de faire tranſpirer des humeurs de cette nature, mais le ſurplus des autres humeurs ſe tranſpirent & les nœuds reſtans ne peuvent incommoder. On ne l'applique qu'aprés quelques jours d'accés, que l'on juge que toute l'humeur eſt deſcenduë & amaſſée, afin de la faire tranſpirer toute, & pour eſtre plus facilement & plutoſt gueri. Mais on ne l'applique point s'il y a complication d'autres maux.

Si SON ALTESSE SERENISSIME ſe veut faire informer des gueriſons ci-aprés, elle trouvera ces veritez uniformes dans tous les ſujets qui ont eſté traitez. Le Sieur Comeau Conſeiller au Parlement de Dijon, l'avoit depuis vingt-cinq ans, il a eſté gueri au mois de Fevrier dernier 1703.

Le Sr Bernard Secretaire du Roy à Dijon, qui l'avoit depuis quarante-trois ans, en a esté gueri dans le même temps.

Le Sieur de Monty, Venitien, habile Operateur à Dijon, en a esté gueri de même.

Le nommé Lajou, Vitrier à Dijon, ancien Gouteux, en a esté gueri en l'année 1701. dont j'ay mis à la fin de ceci quelques Certificats.

Dans le peu de sejour que le Turc a fait à Paris, il a gueri le nommé la Vigne, Bedeau du Temple, (qui tout noüié qu'il estoit à deux doigts) ayant les deux mains prodigieusement enflées, & chaque doigt presque aussi gros que le bras, lequel estoit incommodé depuis onze ans, n'a esté frotté de la Pomade que quatre jours.

Le Turc m'ayant laissé le soin de la guerison de la femme du Sieur Bouju, Portier de Monsieur le Grand Prieur au Temple, qui avoit la Goutte depuis ſept ou huit ans aux deux genoux & aux deux pieds, je l'ay guerie en ſix jours.

Le Sieur Rambeur, Valet de Chambre de Monſieur le Chevalier de Roye, que j'ay gueri ruë S. Louis, prés les Quinze-vingt, au Signe de la Croix, au ſecond appartement ſur le devant, avoit les Gouttes depuis huit à neuf ans aux deux coudes, aux deux mains, aux deux genoux, & aux deux pieds, qui a eſté commencé le 10. May dernier & gueri le 21. du même mois.

Tous ceux qui ont esté gueris diront qu'on ne leur ordonne quoy que ce soit à prendre par la bouche, ny en lavemens, que l'on ne leur prescrit aucun regime de vivre, & même sans deffendre le vin, mais seulement les viandes sereuses, ou nourries de lait, comme l'agneau, & ne faire aucun excés pendant la cure, & aprés.

Ils diront encore qu'ils

voyent & ſentent ce que l'on leur a dit qui arriveroit, qui eſt que l'humeur deſcend & s'en va par les extremitez des mains & des pieds, par une tranſpiration douce, dont la peau, les papiers, & les linges ſont imbibez, qu'ils la ſentent ſe détacher & fremiller au bout des doigts qui s'enflent à meſure que le haut deſenfle; ce qui emporte (en huit ou dix jours plus ou moins, ſelon la quantité d'endroits mala-

mais c'eſt pour ſe mettre à couvert des maux que pourroient faire ſes ennemis par des mélanges, aprés n'avoir pû perſuader le Public contre des experiences, ayant fait mille tentatives & de grands raiſonnemens ambigus pour trouver des preuves convaincantes que ce mal eſt incurable, ou qu'il eſt dangereux de le guerir ou de le tenter par des remedes qui ne ſont pas approuvez de la Faculté.

Il eſt neceſſaire de faire ſur cela une obſervation, que l'erreur generale eſt que l'on doit craindre que la Goutte ne remonte, car pour lors elle tuë : il eſt bien vray que la Goutte jusqu'icy a fait mourir beaucoup de gens à la fin, ſoit en ne prenant pas ſon cours ordinaire pour deſcendre, ou qu'on l'ait fait remonter ; il eſt bon d'expliquer comment pour n'y pas eſtre abuſez plus long-temps.

Premierement les malades travaillez de douleurs ont voulu trouver du ſoulagement (à quelque prix que ce fût de la vie ou de la bourſe) chez ceux qui ne leur en pouvoient donner.

Quand ils ont eu recours à la ſaignée, elle a fait faire une revolution dans le ſang.

S'ils ont pris des remedes purgatifs, ils ont mis le deſordre & l'agitation dans les humeurs, & qui ſuſpendant ou empêchant l'humeur de la Goutte de deſcendre par ſes conduits ordinaires du principe des nerfs qui eſt derriere la teſte juſqu'aux extremitez des mains & des pieds, cette humeur âcre & mordicante par ſes remedes impropres ou donnez mal à propos, s'eſt répanduë dans le corps, & a cauſé des mortalitez preſque ſubites.

Secondement ſe perſuadant guerir par des remedes palliatifs ou fixatifs de l'humeur, cela la fait remonter de même & mourir dans peu de jours.

Troisiémement, voulant encore qu'elle fust dans le sang ou entre cuir & chair, comme rhumatismes, ils ont voulu dilater les pores par les bains & les sueurs, & les cotheres & playes, mais si cela a causé aux uns des soulagemens momentanez, d'autres ont aigri le mal selon la qualité de la Goutte.

Tous ces accidens ne sont point à craindre dans

ce remede Turc, puiſqu'il attire tout aux extremitez par où les humeurs tranſpirent viſiblement, & qui de dégoûté que l'on eſtoit, ne laiſſe que beaucoup d'appetit aprés la cure, comme aprés ſept ou huit jours d'une bonne purgation; des urines bien purifiées, & un peu de foibleſſe aux jointures, juſqu'à ce que la nature les repare en peu de temps par ſon humide radical, qui leur ſert de nourriture

& leur donne de la force.

Enfin cette humeur âcre qui s'attache aux cartilages & aux nerfs & jointures, est emporté par ce remede Turc, à qui l'on doit avoir recours pour empêcher les desordres qu'elle y cause en rendant les hommes impotens & podagres, qui est le moins qui leur puisse arriver, si on n'y donne pas ordre de bonne heure.

Il importe peu que le Public croïe deux choses

dont on peut prouver le contraire.

La premiere, que la Goutte ſoit dans le ſang.

La ſeconde, que des remedes exterieures ou topiques ne peuvent guerir le mal interne.

On peut répondre à la premiere, que depuis plusieurs ſiecles que l'on tire du ſang pour cela, & qu'à ce ſujet on a culbuté & renverſé de toutes manieres la Pharmacie pour le purger ou le purifier, aucun n'y a pû reüssir encore sur ce principe, vray ou faux.

Quant à la seconde chose, sans estre Medecin, Chirurgien, ny Apoticaire, mais un Gentilhomme charitable, qui a quelques connoissances de Physique & des experiences, j'ay vû guerir (gratuitement sans en faire d'usage) par des remedes topiques ou exterieurs plusieurs incommoditez, infirmitez & maladies, comme de guerir toutes Fiévres intermittantes, vieilles & nouvelles par transſpiration, par application de ſimples, arreſter des pertes de ſang, guerir des Coliques, Hemorroïdes, maux de Ratte, Playes, Thumeurs, Rhumatiſmes & autres maux (dont je ne fais pas d'uſage, car la Medecine ordinaire en guerit par d'autres voyes) provoquer les urines & faire ſortir les glaires de la veſſie, comme il ſe voit & ſe fait dans la guerison de la Goutte par ce Remede Turc, qui est une remarque tres-singuliere, en ce que pendant cette guerison & même auparavant tous les Gouteux dans leur accés ont leur urine tres-chargée & comme de la bouë qui s'attache au pot de chambre, & lorsque les Malades sont presque gueris par ce remede, leur urine devient claire & belle sans se corrompre en sejournant au pot, ny s'y attacher.

Je laiſſe à juger aux habiles de l'Art à tirer ſur cela des conſequences ſans prévention, ſi c'eſt un mauvais effet.

Il eſt des Goutteux qui ont une manie ſinguliere; ils ont uſé dans leur vie de tous les remedes que leurs Amis, leurs Comperes, Commeres, ou Charlatans leur ont donné, ſans en avoir vû aucun effet; ce qui eſt cauſe qu'ils ont de la peine à ſe reſoudre à ſe ſervir de celui qui eſt ſûr & éprouvé, où il n'entre rien dans le corps; c'eſt ce qui m'a donné lieu de me revolter contre l'ignorance de ceux qui empêchent de ſe rapporter à des faits.

Cette ignorance leur a fait en ceci condamner la ſimple propoſition de ce remede avec mépris & dériſion, comme ils ont fait au commencement les excellens remedes Anglois, & du ſieur Helvetius, du du Quinquina pour les fiévres, & de l'Hykaquanna pour la dyſſenterie. C'eſtoit & c'eſt une choſe nouvelle : c'eſtoit & c'eſt un nouveau venu, c'en eſt aſſez pour eſtre improuvez & reprouvez.

L'on me dira peut-être auſſi dequoy je me mêle, de prendre le parti d'un Turc, & ſi c'eſt la Profeſſion d'un homme de Qualité en caractere & dignité de faire le Medecin, lui qui ignore ſans doute que le mot d'*Arthritis* en Medecine, veut dire la Goutte en bon François ; mais je répondray que je ne m'attache ny aux mots Grecs & Barbares, ny aux termes, parce que c'eſt une ſcience inutile (fatigante pour les Malades) qui ne decide pas le fait. Que c'eſt auſſi le party du Public, & que ce Turc eſt veridique & bon Chrêtien, & que ſans cela je rends juſtice au merite de toutes les Nations en general & en particulier, quand elles ſont vertueuſes.

Nous tirons bien des remedes du Levant, pourquoy voulons-nous condamner ces Orientaux qui en ſçavent mieux que nous les proprietez, qu'ils tiennent ou par écrit ou par tradition vocale, de ces grands hommes qui les ont précedez ?

Puiſque je ſuis la cauſe de ce que le Sieur de Biſance eſt venu à Paris, & zelé pour mon prochain, ne dois-je pas en soûtenir les interests, au surplus les plus grands hommes & jusqu'à Salomon tenoient que la Medecine & les Arts Liberaux ne dérogoient pas quand les principes d'honneur & de charité la faisoient faire.

Je ne prétens pas avilir ny mépriser le sçavoir des illustres & doctes Medecins & Chirurgiens, mais ils ne doivent pas trouver mauvais que d'autres qu'eux guerissent de la

Goutte, puiſqu'ils l'ont abandonnée comme incurable ; par conſequent le Turc ne fera aucun tort à leurs droits utiles ; & je leur déclare que ſi j'ay quelques connoiſſances ou quelques lumieres, je ne prétens m'en ſervir pour autre choſe que pour la Goutte.

Enfin, MONSEIGNEUR, quand tous mes raiſonnemens ne ſeroient pas conformes aux ſentimens des Anciens & des Modernes,

(ce que je ne croy pourtant pas) ce seroit encore une dispute d'Ecole qui ne decideroit pas le fait ; mais si le Malade est gueri, que luy importe par qui, & si c'est selon les regles ordinaires, sa santé doit faire l'éloge du Remede & du Medecin, qui l'a délivré des douleurs & de l'esclavage, & luy attirer l'approbation publique, dont je fais bien moins de cas que de celle de VÔTRE ALTESSE SERENISSIME, puis qu'elle ſeule y peut donner tout le merite qu'en eſpere celuy qui eſt avec un tres-profond reſpect,

MONSEIGNEUR,

DE V. A. SERENISSIME,

Le tres-humble & tres-obéïſſant ſerviteur,
DE S****.

CERTIFICAT *de Monſieur Comeau, Conſeiller.*

NOUS ſouſſigné Conſeiller au Parlement de Bourgogne, Certifions à tous qu'il appartiendra, que Monſieur Philippe de Biſance a un ſecret merveilleux pour la Goutte, ce que nous affirmons pour en avoir eſté gueri. A Dijon ce vingt-cinquié-

me jour de Mars 1703.
Signé, AB. COMEAU.

CERTIFICAT de Monſieur Bernard, Secretaire du Roy.

Je ſouſſigné Conſeiller Secretaire du Roy au Parlement de Bourgogne, déclare que depuis longues années, j'ay eſté chacun an incommodé de la Goutte, environ les Saiſons d'Automne & du Printemps, tant aux pieds, qu'aux bras,

& aux mains, laquelle incommodité me dura l'année derniere presque deux mois entiers aux mois de Mars & d'Avril, & qu'au mois de Fevrier dernier, la même incommodité m'estant survenuë au poignet & à la main gauche, qui enfla à l'ordinaire jusqu'au bout des doigts; ayant eu avis que le Sieur de Bisance, estant pour lors en cette Ville, avoit un onguent fort salutaire contre ce mal, en ayant usé durant trois jours à frotter dudit onguent de la maniere ordonnée, l'enflure & la doueur ont cessé, ce que je certifie. Fait à Dijon ce 24. Mars 1703. Signé, BERNARD.

CERTIFICAT du Sieur de Monty.

Io de Monty Venitiano Opperator de presente in Dijon en Bourgogno, certificho come il Seignor de Bisance a guerito Io & molte

molte persone della Gotto.
Signé, DE MONTY.

CERTIFICAT du Sieur Rambeur.

Je soussigné certifie à tous qu'il appartiendra, qu'ayant esté incommodé de la Goutte depuis huit à neuf ans, & m'ayant repris avec violence le 7. May dernier; le Sieur Bion mon Voisin, m'ayant indiqué que le sieur Philippe de Bisance Turc de nation avoit un secret pour guerir de la Goutte par transpiration, sans rien faire avaller par la bouche, ny prendre en lavemens, dont il avoit gueri le Sieur La Vigne, Bedeau du Temple; j'envoyay chercher le Sieur Bisance le dixiéme jour de May, qui m'appliqua sa Pommade aux deux coudes, aux deux mains, aux deux genoux, & aux deux pieds, dont j'estois entierement impotent, y souffrant de grandes douleurs, & ayant laissé à un

Gentilhomme de ſes Amis le ſoin de ma gueriſon, il m'a gueri le 21. du même mois, pendant lequel temps j'ay obſervé que mes urines eſtant fort épaiſſes & chargées, ſur la fin de ma gueriſon, je les ay euës belles & claires; & de tres-dégoûté que j'eſtois auſſi dans le commencement, j'ay eu à la fin bon appetit, & j'ay ſenti tres-bien la Goutte deſcendre & enfler en bas, au bout des mains & des pieds, à meſure que le haut desenfloit avec fremillement, & quelque demangeaison aux extremitez & j'ay vû chaque fois que l'on me pensoit, ma peau humide & les papiers & linges aussi humectez aux seuls endroits où je sentois du mal, & qu'enfin je me trouve fort bien de ce remede, dont j'ay esté guery gratuitement, ce que je certifie veritable. Fait à Paris ce 29. Juin 1703. Signé, RAMBEUR.

L'on n'a pas mis davantage de Certificats, parce qu'il eſt inutile d'en fatiguer par la lecture d'un plus grand nombre, outre que Dijon eſt ſi prés de Paris qu'il n'y a perſonne qui ne puiſſe y avoir quelque correſpondance.

L'on aura des nouvelles du Sieur de Biſance, en s'adreſſant à Monſieur de Sabrevois, Gouverneur de Dreux, rue Traverſine, à la Porte cochere attenant l'Hotel d'Anjou, du coſté de la ruë S. Honoré.

PRIVILEGE du Roy.

LOUIS par la grace de Dieu, Roy de France & de Navarre : à nos amez & feaux Conſeillers, les Gens tenans nos Cours de Parlement, Maîtres des Requeſtes ordinaires de noſtre Hôtel, Grand Conſeil, Prevoſt de Paris, Baillifs, Sénéchaux, leurs Lieutenans Civils, & autres nos Juſticiers qu'il appartiendra, Salut. Le S[r] DE S***** Gouverneur de **** Nous ayant fait exposer qu'il desireroit donner au Public un Ecrit intitulé *la Goutte curable par le Remede Turc*, s'il nous plaisoit luy en accorder nos Lettres de Permission : Nous avons permis & permettons par ces Presentes audit de S*** de faire imprimer ledit livre, par tel Imprimeur qu'il voudra choisir, en telle forme, marge, caractere, & autant de fois que bon luy semblera, & de le faire vendre par tout nostre Roïaume, pendant le temps de quatre années consecutives, à compter du jour de la datte des Presentes; à condition que l'Impression s'en fera dans nostre Royaume, & non ailleurs; & ce, en bon papier & en beaux caracteres, conformement aux Reglemens de la Librairie & qu'avant que de l'exposer en vente, il sera mis un exemplaire dans noſtre Bibliotheque publique, un dans celle de nôtre Chaſteau du Louvre, & un autre dans celle de nôtre tres-cher & feal Chevalier, Chancelier de France, le Sieur Phelypeaux, Comte de Pontchartrain, Commandeur de nos Ordres, à peine de nullité des Preſentes; du contenu deſquelles vous mandons & enjoignons de faire joüir l'Expoſant, & ceux qui auront droit de luy, pleinement & paiſiblement, ſans ſouffrir qu'il luy ſoit fait aucun trouble ou empêchement. Voulons qu'à la copie des Preſentes qui ſera imprimée au commencement ou à la fin dudit livre foy ſoit ajoûtée comme à l'Original. Commandons au premier noſtre Huiſſier ou Sergent de faire pour l'execution des preſentes tous actes requis & neceſſaires, ſans autre Permiſſion, & nonobſtant clameur de Haro, Charte Normande, & Lettres à ce contraires : Car tel eſt nôtre plaiſir. Donné à Verſailles le vingt-neuviéme jour de Juillet, l'an de grace mil ſept cent trois : & de nôtre Regne le ſoixante-uniéme. Par le Roy en ſon Conſeil, LE COMTE.

Page 38. lig. 1. *l'Hykaquanna*, liſez *l'Hypekaquanna*.

De l'Imprimerie de JOLLET, au Pont Saint Michel, devant le Quay des Auguſtins, au Page du Roy.

www.ingramcontent.com/pod-product-compliance
Ingram Content Group UK Ltd.
Pitfield, Milton Keynes, MK11 3LW, UK
UKHW021011180726
13838UKWH00004B/1510